BEI GRIN MACHT SICH IHR WISSEN BEZAHLT

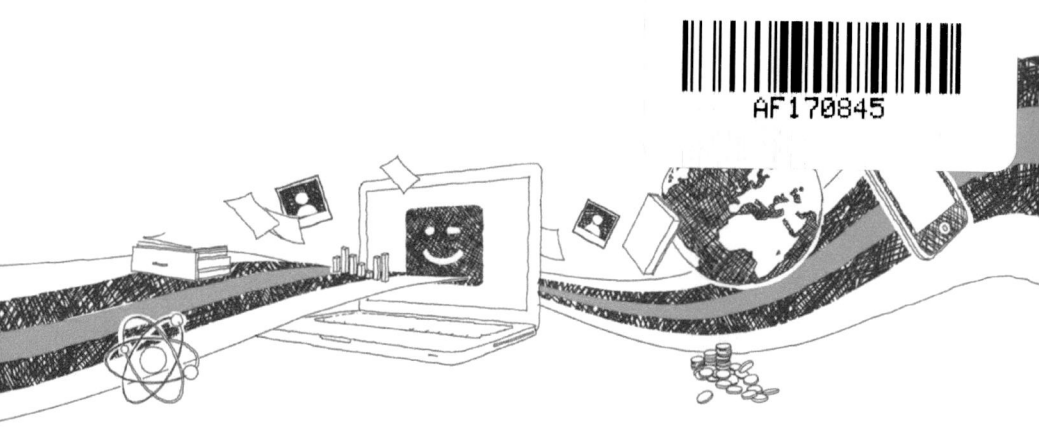

- Wir veröffentlichen Ihre Hausarbeit, Bachelor- und Masterarbeit

- Ihr eigenes eBook und Buch - weltweit in allen wichtigen Shops

- Verdienen Sie an jedem Verkauf

Jetzt bei www.GRIN.com hochladen und kostenlos publizieren

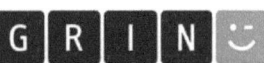

Bibliografische Information der Deutschen Nationalbibliothek:

Die Deutsche Bibliothek verzeichnet diese Publikation in der Deutschen Nationalbibliografie; detaillierte bibliografische Daten sind im Internet über http://dnb.d-nb.de/ abrufbar.

Dieses Werk sowie alle darin enthaltenen einzelnen Beiträge und Abbildungen sind urheberrechtlich geschützt. Jede Verwertung, die nicht ausdrücklich vom Urheberrechtsschutz zugelassen ist, bedarf der vorherigen Zustimmung des Verlages. Das gilt insbesondere für Vervielfältigungen, Bearbeitungen, Übersetzungen, Mikroverfilmungen, Auswertungen durch Datenbanken und für die Einspeicherung und Verarbeitung in elektronische Systeme. Alle Rechte, auch die des auszugsweisen Nachdrucks, der fotomechanischen Wiedergabe (einschließlich Mikrokopie) sowie der Auswertung durch Datenbanken oder ähnliche Einrichtungen, vorbehalten.

Impressum:

Copyright © 2014 GRIN Verlag
Druck und Bindung: Books on Demand GmbH, Norderstedt Germany
ISBN: 9783668903630

Dieses Buch bei GRIN:

https://www.grin.com/document/458953

Kathrin Fembek

Onkologische Radiopharmaka für die Strahlentherapieplanung

GRIN Verlag

GRIN - Your knowledge has value

Der GRIN Verlag publiziert seit 1998 wissenschaftliche Arbeiten von Studenten, Hochschullehrern und anderen Akademikern als eBook und gedrucktes Buch. Die Verlagswebsite www.grin.com ist die ideale Plattform zur Veröffentlichung von Hausarbeiten, Abschlussarbeiten, wissenschaftlichen Aufsätzen, Dissertationen und Fachbüchern.

Besuchen Sie uns im Internet:

http://www.grin.com/

http://www.facebook.com/grincom

http://www.twitter.com/grin_com

Onkologische Radiopharmaka für die Strahlentherapieplanung

Bachelorarbeit I

Eingereicht von: **Kathrin Fembek**

am Fachhochschul-Bachelorstudiengang Radiologietechnologie, **Nuklearmedizin**

Wiener Neustadt, 20. Jänner 2014

Kurzzusammenfassung:

Es wurden nuklearmedizinsche Radiopharmaka beschrieben, die einen wichtigen Beitrag zur Strahlentherapieplanung liefern. Tatsache ist, dass die Therapieplanung zur Behandlung eines Tumors meistens durch die bildlich dargestellte Anatomie anhand eines Schnittbildes erfolgt. Als Hauptmerkmal der Computertomographie und der Magnetresonanztomographie wird die Möglichkeit der hohen räumlichen Auflösung anatomischer Strukturen beschrieben. Elementare Voraussetzung für die optimale Planung eines Zielvolumens ist aber neben der dargestellten Anatomie auch die Darstellung biologischer Vorgänge sowie physiologischer als auch molekularbiologischer Prozesse. Dadurch hat sich nun folgende Forschungsfrage ergeben:

Gibt es nuklearmedizinische Methoden (Radiopharmaka) die einen wichtigen Beitrag zum Tumorverständnis liefern und so Vorteile für die Strahlentherapieplanung bringen?

Die Beantwortung dieser Fragestellung erfolgte mittels Literaturrecherche. Um den in der Nuklearmedizin beschriebenen Funktionsablauf darstellen zu können, werden Radiopharmaka benötigt. Die Auswahl des richtigen Radiopharmakons hängt von der physikalischen Halbwertszeit und vom entsprechenden Anreicherungsort ab. Hierzu wurden folgende spezifische Radiopharmaka beschrieben: [^{18}F]-FDG, [^{18}F]-FMISO, [^{18}F]-FLT, [^{18}F]-FET, [^{11}C]-Methionin und [^{11}C]-Acetat.

Als schwierig hat sich herausgestellt, dass sich ohne anatomische Bildgebung, das heißt durch alleinige nuklearmedizinische Darstellung, die exakte Zielvolumendefinition als schwierig erweist. Somit hat die Anwendung kombinierter Geräte immer mehr an Bedeutung gewonnen, wobei die Kombination von PET und MRT noch als problematisch beschrieben wird. Die Koppelung von PET und CT erwies sich als die beste Grundlage für eine effektive Strahlentherapieplanung.

In Zukunft ist die Entwicklung noch spezifischerer und selektiverer Radiopharmaka für die gezielte Strahlentherapieplanung erstrebenswert, da anzunehmen ist, dass Verfügbarkeit und Bedeutung von PET/CT und PET/MR weiter zunehmen werden.

Schlagworte:

Nuklearmedizin, Strahlentherapie, Radiopharmaka

Abstract:

The thesis describes various radiopharmaceuticals for oncological applications. The aim is to find the optimal method to diagnose tumor spread. The study discusses the advantages and disadvantages of morphological methods like CT and MRI and the positive and negative aspects of nuclear medicine applications like PET (positron emission tomography). These application methods are necessary to identify and quantify the tumor spread. The majority of cases were planned with morphological methods. CT and MRI are characterised by the precise representation of the anatomy. Whereas the PET allows an optimal imaging of the biological activity. The aim of this study is to identify radiopharmaceuticals which describes the physiology of the tumor for oncological treatment planning. The method of choice is a comparative literature review. The results of this thesis indicate that tracers ($[^{18}F]$-FDG, $[^{18}F]$-FMISO, $[^{18}F]$-FLT, $[^{18}F]$-FET, $[^{11}C]$-MET and [C]-Acetat) are the optimal ratools for oncological treatment planning of radiation therapy. The findings also indicate that nuclear medicine planning allows an optimal representation of the target volume. In addition the thesis reports that the most helpful radiation treatment planning is the combination of methods like PET/CT and PET/MRI. The alternative method is called multimodal imaging.

Keywords:

nuclear medicine, radiation therapy, radiopharmaceuticals

INHALTSVERZEICHNIS

1	**EINLEITUNG**	**1**
1.1	THEMA	1
1.2	PROBLEMSTELLUNG	1
1.3	ZENTRALE FRAGESTELLUNG	1
1.4	METHODE	1
1.5	GEPLANTE STRUKTUR DER ARBEIT	2
2	**GRUNDLAGEN DER STRAHLENTHERAPIE**	**3**
2.1	STRAHLENTHERAPEUTISCHE METHODEN	3
2.2	DEFINITION VON THERAPIEVOLUMINA	3
	2.2.1 Tumorvolumen (gross tumor volume, GTV)	4
	2.2.2 Klinisches Zielvolumen (clinical target volume, CTV)	4
	2.2.3 Planungszielvolumen (planning target volume, PTV)	4
	2.2.4 Behandeltes Volumen (treated volume, TV)	5
	2.2.5 Bestrahltes Volumen (irridiated volume, IV)	5
	2.2.6 Risikoorgane	5
2.3	GRUNDLAGEN DER STRAHLENWIRKUNG	6
	2.3.1 Sauerstoffeffekt	6
	2.3.2 Reoxygenierung	7
	2.3.3 Stochastische und deterministische Strahleneinwirkung	8
	2.3.4 Strahlenempfindlichkeit und Strahlenresistenz	9
	2.3.5 Relative biologische Wirksamkeit (RBW)	9
3	**STRAHLENTHERAPIEPLANUNG**	**11**
3.1	PLANUNG ANHAND VON CT UND MRT UND DEREN UNTERSCHIEDE	11
3.2	PLANUNG BASIEREND AUF MOLEKULARER BILDGEBUNG	12
4	**RADIOPHARMAKA UND DEREN BEDEUTUNG IN DER TUMORDIAGNOSTIK**	**17**

4.1	ERZEUGUNG VON PET-TRACERN	17
4.2	[^{18}F]-FDG (FLUORDESOXYGLUKOSE)	18
4.3	[^{18}F]-FMISO (FLUORMIDSONIDAZOLE)	20
4.4	[^{18}F]-FLT (FLUORTHYMIDIN)	21
4.5	[^{18}F]-FET (FLUORETHYLTRYOSIN)	22
4.6	[^{11}C]-MET (METHIONIN)	24
4.7	[^{11}C]-ACETAT	26
5	**SCHLUSSFOLGERUNG**	**28**
6	**ZUSAMMENFASSUNG**	**29**
7	**ABKÜRZUNGSVERZEICHNIS**	**31**
8	**ABBILDUNGSVERZEICHNIS**	**32**
9	**TABELLENVERZEICHNIS**	**33**
10	**LITERATURVERZEICHNIS**	**34**

1 Einleitung

1.1 Thema

Es werden nuklearmedizinische Radiopharmaka beschrieben, die einen bedeutenden Nutzen in der Tumortherapie aufweisen und in Ergänzung mit konventionellen morphologischen Verfahren (CT, MRT, etc.) die Definition von biologisch exakteren Zielvolumina erlauben.

1.2 Problemstellung

Die Therapieplanung zur Behandlung eines Tumors erfolgt meistens durch die bildlich dargestellte Anatomie eines computertomographischen Schnittbildes, jedoch ist für die Planung zur Bestrahlung eines Tumors das Verständnis der biologischen Aktivität unerlässlich, welche mit der anatomischen Bildgebung nicht ersichtlich ist.

1.3 Zentrale Fragestellung

Gibt es nuklearmedizinische Methoden (Radiopharmaka) die einen wichtigen Beitrag zum Tumorverständnis und zur Therapieplanung liefern?

1.4 Methode

Erkenntnisse aus vorhandener Literatur werden zusammengetragen und anhand dieser soll die Forschungsfrage beantwortet werden.

1.5 Geplante Struktur der Arbeit

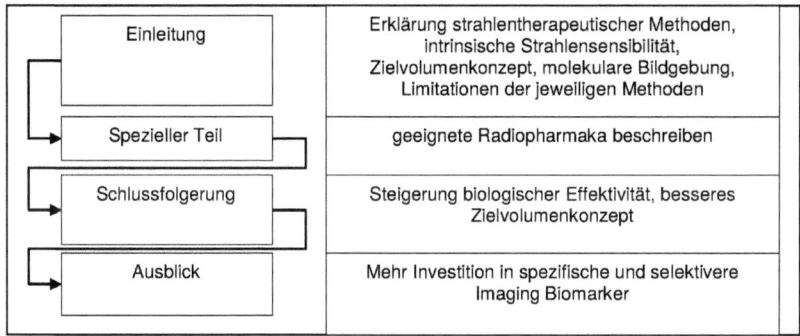

Einleitung	Erklärung strahlentherapeutischer Methoden, intrinsische Strahlensensibilität, Zielvolumenkonzept, molekulare Bildgebung, Limitationen der jeweiligen Methoden
Spezieller Teil	geeignete Radiopharmaka beschreiben
Schlussfolgerung	Steigerung biologischer Effektivität, besseres Zielvolumenkonzept
Ausblick	Mehr Investition in spezifische und selektivere Imaging Biomarker

2 Grundlagen der Strahlentherapie

Das Ziel der klinischen Strahlentherapie ist die Unterdrückung des Wachstums des Tumors und vor allem die Abtötung der Tumorzellen. Je höher die applizierte Gesamtdosis ist, desto wahrscheinlicher ist die vollständige Vernichtung des Tumors jedoch auch die Abtötung des umliegenden intakten Gewebes (Herrmann, Baumann, & Dörr, 2006, S. 47-48).

2.1 Strahlentherapeutische Methoden

Die Voraussetzung für ein optimales onkologisches Therapiekonzept ist es, die strahlentherapeutische Methode individuell abzustimmen. Grundsätzlich wird dabei zwischen Teletherapie und Brachytherapie unterschieden (Sauer, 2010, S. 213).

Bei der Teletherapie, auch perkutane Strahlentherapie genannt, befindet sich die Strahlenquelle, die zur Bestrahlung des Zielvolumens dient, außerhalb des Körpers und mindestens 10cm von der Hautoberfläche entfernt (Sauer, 2010, S. 216-217).

Die erforderliche Elektronen- oder auch Photonenstrahlung wird mit einem sogenannten Linearbeschleuniger auf das Zielvolumen fokussiert (Sauer, 2010, S. 81-83).

Bei der Brachytherapie hingegen beträgt der Abstand zwischen Strahlenquelle und klinischem Zielvolumen definitionsgemäß weniger als 10cm (Sauer, 2010, S. 217). Durch die kurze Distanz der Strahlenquelle zum Zielvolumen kann eine optimale Dosisverteilung erreicht werden. Die umliegenden Organe können auf diese Weise besser geschont werden (Wannenmacher, Debus, & Wenz, 2006, S. 93).

Bei der Brachytherapie werden natürliche Radioisotope verwendet, die als umschlossene Strahlenquellen direkt in das Tumorgebiet eingebracht werden. Bevorzugt wird ^{192}Iridium verwendet, da es eine hohe spezifische Aktivität aufweist und somit, mit Hilfe eines Nachladeverfahrens, eine hohe Dosis im Zielvolumen appliziert werden kann (Wannenmacher, Debus, & Wenz, 2006, S. 94).

2.2 Definition von Therapievolumina

Um das Ziel einer kurativen Therapie erreichen zu können, muss das bestrahlte Volumen eine definierte Dosis erhalten, damit das umliegende Gewebe bestmöglich geschont werden kann (Sauer, 2010, S. 213-214).

Nach Empfehlungen der ICRU (International Commission on Radiation Units and Measurements) sollten mehrere Zielvolumina geplant werden um das Tumorgewebe vollständig eliminieren zu können. Damit die Zielvolumina bestmöglich definiert werden können, ist eine genaue Bildgebung unerlässlich (siehe Kapitel 3).

Nachfolgend werden die unterschiedlichen Zielvolumina erklärt (Sack & Thesen, 1998, S. 5).

2.2.1 Tumorvolumen (gross tumor volume, GTV)

Das Hauptvolumen beschreibt den makroskopisch sichtbaren Tumor soweit er diagnostisch abgrenzbar ist (Schäfer & Hödl, 1999, S. 127).
Im Falle, dass der Tumor vor der Strahlentherapie operativ entfernt wird, wird das frühere Tumorvolumen als GTV definiert (Sack & Thesen, 1998, S. 6).

2.2.2 Klinisches Zielvolumen (clinical target volume, CTV)

Das klinische Zielvolumen umschließt das makroskopisch sichtbare Tumorvolumen einschließlich des Anteils in dem proliferierende Zellen vermutet werden (Richter & Feyerabend, 2002, S. 161).
Nach Sauer (2010, S. 215) wird das klinische Zielvolumen nach 3 Ordnungen unterschieden:

- 1.Ordnung: Primärtumor einschließlich des Sicherheitssaums
- 2.Ordnung: Typisches Tumorausbreitungsgebiet, Infiltrationszonen und anliegende Lymphknoten
- 3.Ordnung: Potentielles Tumorausbreitungsgebiet. Hier ist im Gegensatz zum typischen Tumorausbreitungsgebiet die Zellabsiedelungswahrscheinlichkeit wesentlich geringer

2.2.3 Planungszielvolumen (planning target volume, PTV)

Der Sinn des Planungszielvolumens ist es, mögliche Veränderungen, die sich während der Strahlentherapie ergeben, in den Sicherheitssaum miteinzuschließen. Dazu zählen z.B. Lageänderung des Patienten oder die Bewegung des Zielvolumens durch Atmen oder Gewichtsabnahme (Richter & Feyerabend, 2002, S. 161-162).
Außerdem müssen weitere Änderungen wie die Patientenpositionierung, physikalische Ungenauigkeiten wie die Dosimetrie oder nicht korrekte Übertragung der Daten vom Therapiesimulator auf das Bestrahlungsgerät miteinbezogen werden. Zusätzlich ergibt sich, dass das Planungszielvolumen, auch zweiter Sicherheitssaum genannt, eine andere Form als das klinische Zielvolumen annehmen kann (Richter & Feyerabend, 2002, S. 161-162).

2.2.4 Behandeltes Volumen (treated volume, TV)

Das Behandlungsvolumen umschließt das Planungszielvolumen mit einer Isodosenfläche von mindestens 95%. Die Form wird in der Bestrahlungsplanung bei der Berechnung der Bestrahlungstechnik vom Computer automatisch angepasst. Eine Überlagerung von Planungszielvolumen und Behandlungsvolumen wäre optimal (Sack & Thesen, 1998, S. 7).

2.2.5 Bestrahltes Volumen (irridiated volume, IV)

Das Volumen, das durch den Strahleneintritt und Austritt unvermeidbarer Weise mit einer Isodose bestrahlt wird, aber innerhalb der Gewebetoleranz liegt. Außerdem ist das bestrahlte Volumen wesentlich größer als das Behandlungsvolumen (Richter & Feyerabend, 2002, S. 163; Sack & Thesen, 1998, S. 8).

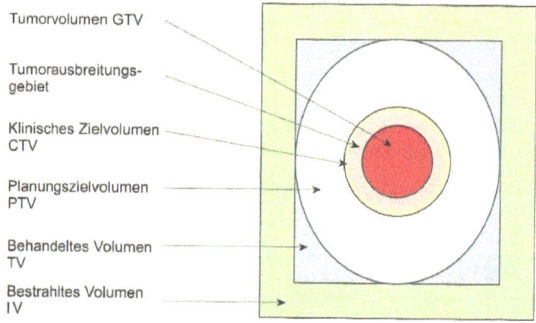

Abbildung 1: Darstellung der erforderlichen Zielvolumina für die Bestrahlungsplanung (Sauer, 2010, S. 215).

2.2.6 Risikoorgane

Definitionsgemäß befinden sich Risikoorgane im Strahlenbereich, somit müssen sie in der Bestrahlungsplanung berücksichtigt werden, um eine Maximaldosis nicht zu überschreiten und Spätfolgen zu vermeiden (Richter & Feyerabend, 2002, S. 163; Sauer, 2010, S. 215-216).

Risikoorgane sind daher strahlenempfindliche Organe, die nach ihrer Mortalität und ihrem Morbiditätsgrad in verschiedene Klassen eingeteilt werden (siehe Tabelle 1). Daher sollte bei der Strahlentherapieplanung die unterschiedliche Strahlenempfindlichkeit des nicht tumortragenden Normalgewebes berücksichtigt werden (Schäfer & Hödl, 1999, S. 130).

Tabelle 1: Differenzierung der Strahlenempflindlichkeit von Risikoorganen (Sack & Thesen, 1998, S. 8)

Klassen	Eigenschaften	Spätfolgen
I	Strahlenempfindliche, lebenswichtige Organe	Mortalität oder hohe Morbidität
II	Strahlenempfindliche Organe	Milde Mortalität
III	Gering strahlenempfindliche Organe	Milde Schädigungen

Außerdem wird das Gewebe noch in parallele und serielle Risikoorgane differenziert. Parallel bedeutet, dass das Organ seine Funktionalität behält, wenn ein kleiner Anteil des Gewebes durch die Strahlenexposition geschädigt wird. Dazu zählen z.B. das Parenchym der Lunge, der Leber, der Niere und des Knochenmarks.

Serielles, nicht tumortragendes Normalgewebe unterscheidet sich dadurch von den parallelen Risikoorganen, dass auch nur beim Verlust eines Teilbereiches das komplette Organ seine Funktionstüchtigkeit verliert. Deshalb ist es besonders wichtig, dass die Strahlendosis unter der Toleranzdosis bleibt. Als serielle Risikoorgane werden z.b. das Rückenmark, der Darm und der Sehnerv klassifiziert (Schäfer & Hödl, 1999, S. 130).

2.3 Grundlagen der Strahlenwirkung

Energiereiche Strahlung, die einen Körper durchdringt, wechselwirkt mit Atomen und Molekülen, wodurch es zu funktionellen und strukturellen Zellveränderungen kommen kann. Um diese Schäden zu vermeiden bzw. bewusst an Tumorzellen anwenden zu können, sind grundlegende Kenntnisse über nachfolgende strahlenbiologische und strahlenphysikalische Effekte erforderlich (Sauer, 2010, S. 103-107).

2.3.1 Sauerstoffeffekt

1921 beschrieben Holthusen und Petri erstmals den Sauerstoffeffekt. Sie stellten fest, dass sauerstoffreiche Zellen wesentlich strahlenempfindlicher sind als hypoxische Zellen. Abbildung 2 zeigt den Vergleich von Zellen im anaeroben und im aeroben Zustand während einer Bestrahlung. Man erkennt, dass bei den aeroben Zellen nur 7Gy benötigt werden, um die Zellzahl auf zehn Prozent zu verkleinern, wobei bei den anaeroben Zellen 14Gy benötigt werden, um gleich viele Zellen abzutöten (Sauer, 2010, S. 124).

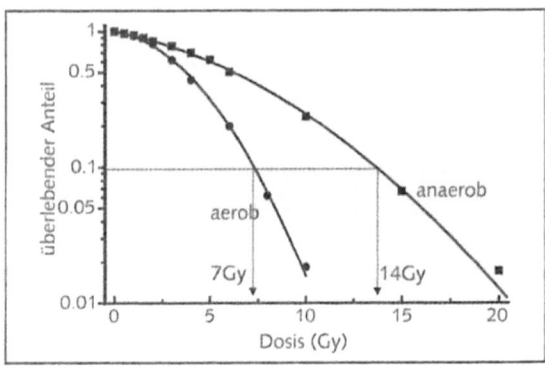

Abbildung 2: Zellüberlebungskurve im Vergleich von aeroben Zellen und anaeroben Zellen (Sauer, 2010, S. 124).

Der sogenannte Sauerstoffverstärkungsfaktor OER (Oxygen Enhancement Ratio) beschreibt dieses Phänomen anhand einer Formel:

$$OER = \frac{D_{anaerob}}{D_{aerob}}$$

Das bedeutet, die Strahlendosis unter anaeroben Bedingungen geteilt durch die Strahlendosis unter aeroben Bedingungen ergibt den OER (Sauer, 2010, S. 124-125).

2.3.2 Reoxygenierung

Neue Untersuchungen stellten im Tierexperiment fest, dass sich nach jeder strahlentherapeutischen Fraktionierung Tumorzellen wieder mit Sauerstoff anreichern. Das bedeutet, dass ein Tumor zum Beispiel aus 85% aeroben Zellen und 15% anaeroben Zellen besteht. Nach einer strahlentherapeutischen Fraktion befinden sich im Tumor hauptsächlich hypoxische Zellen, da die sauerstoffreichen Zellen strahlensensibler sind und somit schneller abgetötet werden (siehe Abbildung 3) (Sauer, 2010, S. 125-127)

Nach einer Bestrahlungspause befindet sich ein Teil der zuvor hypoxischen Zellen wieder im aeroben Zustand, so dass ein strahlenempfindlicherer Zustand der Zellen vorliegt.

Somit ist der wesentliche Vorteil der Reoxygenierung der Tumorzellen, dass durch Aufteilung der Therapie in einzelne Fraktionen eine größere Schädigungsrate ermöglicht wird (Krieger, 2009, S. 418).

Wichtig ist jedoch, dass zwischen den Fraktionen für die Reoxygenierung genug Zeit bleibt. Experimenten zufolge hat sich erwiesen, dass Zellen nach einer Bestrahlungspause von 6 - 48 Stunden am strahlensensibelsten sind. Falls die Reoxygenierung tierischer und menschlicher Tumorzellen tatsächlich vergleichbar ist, kann man daraus schließen, dass eine Langzeittherapie mit vielen Fraktionen am effizientesten ist (Sauer, 2010, S. 125-127)

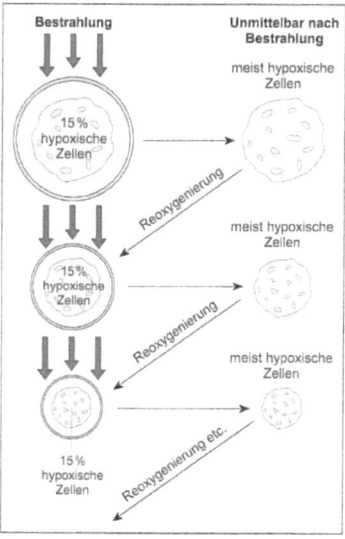

Abbildung 3: Ablauf der Reoxygenierung (Sauer, 2010, S. 126)

2.3.3 Stochastische und deterministische Strahleneinwirkung

Grundsätzlich unterscheidet man zwei biologische Strahleneffekte: stochastische Strahlenwirkungen treten zufällig und unabhängig von einer bestimmten Schwellendosis auf, deterministische Strahleneffekte werden im Gegensatz dazu als dosisabhängig charakterisiert (Richter & Feyerabend, 2002, S. 69).

Außerdem wird die Tumorentstehung durch die stochastische Strahleneinwirkung begründet. Dieser Effekt wird als zufallsabhängig beschrieben, das heißt, die Zellschäden sind unabhängig von der Höhe der einwirkenden Strahlendosis. Diese Annahme besagt, dass sogar bei einer Bestrahlung mit einem einzigen Photon eine Mutation einer Zelle entstehen kann (Richter & Feyerabend, 2002, S. 68-69; Kuwert, Grünwald, Haberkorn, & Krause, 1999/2001, S. 42-43).

Die dosisabhängige deterministische Strahlenwirkung hat den Effekt, dass ab einer gewissen Schwellendosis, je nach Gewebeart unterschiedlich, eine Zellveränderung sichtbar wird. Diesem Effekt liegt die Tatsache zu Grunde, dass die Zelle die Fähigkeit besitzt bis zu einer gewissen Schwellendosis subletale Strahlenschäden an der Zellen reparieren zu können. Wenn jedoch die Schwellendosis überschritten wurde, kann der Reparaturprozess die Schäden an der Zelle nicht mehr vollständig beseitigen (Richter & Feyerabend, 2002, S. 68-69).

2.3.4 Strahlenempfindlichkeit und Strahlenresistenz

Generell ist die Reaktion auf die Einwirkung von radioaktiver Strahlung genetisch bedingt (intrinsische Strahlenempfindlichkeit), zudem wird die Radiosensibilität auch von der Zellzyklusphase bestimmt. Generell gelten die Zellen in der Mitosephase als am strahlensensibelsten, wobei die Zellen in der späten S-Phase (Synthesephase im Zellzyklus) als am resistentesten beschrieben werden (Herrmann, Baumann, & Dörr, 2006, S. 31-32).

Zusätzlich ist die Gewebeart für die Strahlenempfindlichkeit ausschlaggebend. Als hoch radiosensibel gelten lymphatische Leukämien, ein Großteil der malignen Lymphome, Thymome und Seminome. Als relativ resistent werden Chondrosarkome, Fibrosarkome, Neurofibrosarkome, Osteosarkome und Glioblastome eingestuft. Die Histologie ist jedoch nicht aussagekräftig genug um die Strahlentherapie danach zu planen. Die als strahlenresistent bekannten Sarkome können ebenso als sensible Tumore auftreten. Die Begründung für die unterschiedliche Empfindlichkeit der Zellen ist noch unbekannt (Sauer, 2010, S. 131-132).

2.3.5 Relative biologische Wirksamkeit (RBW)

Die relative biologische Wirksamkeit (RBW) wird durch die Ionisationsdichte (linearer Energietransfer, LET) charakterisiert. Die Höhe des LETs ist abhängig von der Höhe der RBW jedoch unabhängig von der Strahlendosis. Dadurch liegen die Ionisationsereignisse bei einem hohen LET wesentlich enger zusammen als bei einem niedrigeren linearen Energietransfer (siehe Tabelle 2). Zusätzlich kommt es zu multiplen Schäden, wie zum Beispiel Doppelstrangbrüchen, die wesentlich schwieriger bzw. überhaupt nicht reparierbar sind (Sauer, 2010, S. 128).

Tabelle 2: Vergleich von hohem und niedrigen LET anhand der biologischen Wirkung (Sauer, 2010, S. 128)

Hoher LET (z.B. Neutronen)	Niedriger LET (z.B. Photonenstrahlung)
Keine bzw. gestörte Erholung der Zelle	Erholung der Zelle möglich
Sauerstoffeffekt niedrig	Sauerstoffeffekt hoch
geringe Abhängigkeit vom Zellzyklus	hohe Abhängigkeit vom Zellzyklus
geringer Fraktionierungseffekt	hoher Fraktionierungseffekt
Verwendung bei strahlenresistenten Tumoren	-

3 Strahlentherapieplanung

Zur sicheren Abtötung der Tumorzellen und bestmöglichen Schonung des umliegenden Gewebes ist eine optimale Planung der Zielvolumina unerlässlich. Zur Diagnose und Festlegung der Zielvolumina stehen mehrere Modalitäten zu Verfügung, die im Folgenden erläutert werden (Frenzel, 2005, S. 1).

3.1 Planung anhand von CT und MRT und deren Unterschiede

Der Prozess der Strahlentherapie beginnt oft mit einer Computertomographie (CT) oder einer Magnetresonanztomographie (MRT). Dabei wird ein dreidimensionales Modell der Anatomie des Krebspatienten angefertigt. Anschließend werden die Zielvolumina des Tumors anhand der Schnittbilder konturiert und die Anzahl, Lage, Form und Größe der Strahlenfelder bestimmt. Damit eine Mindestdosis im Zielvolumen erreicht wird und das umliegende Gewebe bestmöglich geschont werden kann, wird eine Dosisverteilung von einem Bestrahlungsplanungsprogramm berechnet. Im Folgenden werden Zentralstrahl und Bestrahlungsfelder auf dem Patienten eingezeichnet, um mit der Bestrahlung am Linearbeschleuniger beginnen zu können (Frenzel, 2005).

Die Planung der Strahlentherapie anhand von CT und MRT ermöglicht eine hohe räumliche Auflösung anatomischer Strukturen (Grosu, et al., 2005, S. 483-484).

Die Schnittbildverfahren unterscheiden sich vor allem darin, dass die MRT eine sehr gute Gewebedifferenzierung ermöglicht. Ein weiterer Vorteil ist der Verzicht auf ionisierende Strahlung im Gegensatz zum CT (Jackson & Thomas, 2009, S. 66; Schwarzmüller-Erber & Silberstein, 2010, S. 162).

Der Vorteil der Computertomographie liegt darin, dass in jedem Volumenelement, also in jedem sogenannten Voxel, ein Schwächungswert bestimmt werden kann. Dieser Schwächungskoeffizient wird in „Hounsfield-Units" (HU) angegeben. Das bedeutet, dass jedes Voxel eines Schnittbildes einem Grauwert zugeordnet werden kann, wobei auf der Grauwertskala +1000 als weiß dargestellt wird und -1000 als schwarz abgebildet wird. Somit kann Tumorgewebe durch die Bestimmung der HU bis zu einem gewissen Grad von anderen Gewebearten differenziert werden (siehe Abbildung 4).

Beide Modalitäten, CT als auch MRT, ermöglichen mithilfe der erfassten Daten multiplanare Rekonstruktionen (Jackson & Thomas, 2009, S. 7; Nicoletti, Oberladstätter, & König, 2010, S. 218)

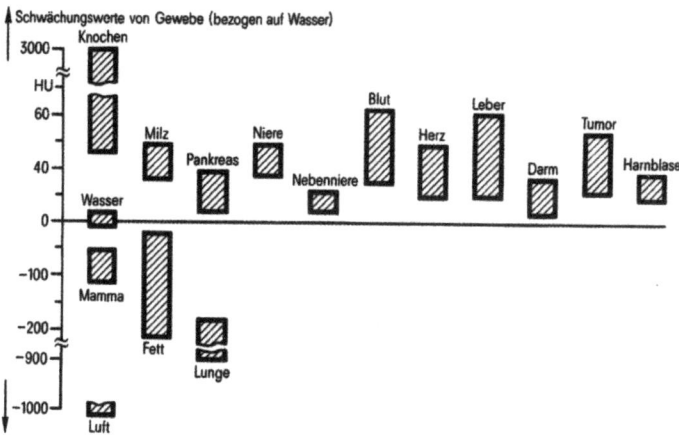

Abbildung 4: Schwächungsarten unterschiedlicher Organe und Gewebearten in Hounsfield Units (HU) (Nicoletti, Oberladstätter, & König, 2010, S. 218)

3.2 Planung basierend auf molekularer Bildgebung

In den letzten Jahren hat sich die Planung der Zielvolumina mithilfe nuklearmedizinischer Verfahren wie PET und SPECT immer mehr etabliert. Die Darstellung molekularbiologischer und biochemischer Vorgänge sind im Gegensatz zu den Schnittbildverfahren wie CT und MRT ein wesentlicher Vorteil der molekularen Bildgebung (Grosu, et al., 2005, S. 483-484). Außerdem kann die Nuklearmedizin die Ausdehnung der Funktionsstörung genauer feststellen. Somit verfügt sie auch über eine bessere Verlaufs- und Therapiekontrolle. Deshalb wird sie häufig auch als Funktionsuntersuchung beschrieben (Schicha & Schober, 2003, S. 3-6).

Grundsätzlich finden nuklearmedizinische Verfahren sowohl in der Diagnostik als auch in der Therapie Anwendung, in dieser Arbeit sind jedoch nur diagnostische Methoden von Relevanz. Die Nuklearmedizin macht sich die Eigenschaft des radioaktiven Zerfalls zunutze und wendet radioaktive Stoffe am Menschen an. Somit kann das Stoffwechselgeschehen bildlich dargestellt werden. Diese in-vivo-Methode wird am lebenden Menschen durchgeführt und schränkt den Stoffwechsel nicht ein. Um den Funktionsablauf im menschlichen Körper darstellen zu können werden Radiopharmaka benötigt (Schicha & Schober, 2003, S. 20).

Ein Radiopharmakon besteht aus zwei Komponenten, und zwar einem Pharmakon, das durch seine biologische und pathophysiologische Orientierung charakterisiert ist und einem

Isotop. Das Pharmakon, auch Tracer genannt, dient dazu, das Isotop zum Zielorgan, etwa einem Tumor, zu befördern (Kuwert, Grünwald, Haberkorn, & Krause, 1999/2001, S. 83). Der Weg eines Radiopharmakons in einem Organismus wird durch die Radiopharmakokinetik beschrieben und beginnt mit der Aufnahme des Radiopharmakons in den Körper, meist durch eine intravenöse Injektion, und endet mit der Elimination der Substanz. Die Auswahl des Isotops hängt von der physikalischen Halbwertszeit (HWZ) ab, wobei zu beachten ist, dass die physikalische HWZ im Verhältnis zur Messdauer ausreichend lang sein sollte (Herman, 1998, S. 33-35).

Die bildliche Darstellung eines Radiopharmakons in vivo wird unter anderem durch das sogenannte PET (Positronen Emissions Tomographie) ermöglicht. Die Verwendung des PET in der Strahlentherapieplanung kann die Größe des Zielvolumens oftmals verändern. Zum Beispiel kann sich das Bestrahlungsvolumen durch die Erkennung von Tumorabsiedelungen, welche durch alleinige Schnittbildverfahren nicht ins Zielvolumen mit eingeschlossen werden würden, vergrößern. Jedoch kann das Strahlenfeld auch durch fälschlicherweise als benigne definiertes Gewebe durch die Verwendung von PET verkleinert werden (Krause, Buck, & Schwaiger, 2007, S. 165).

Anhand zusätzlicher PET-Daten ändert sich das bestrahlte Zielvolumen bei 30-60% der Patienten. Der Grund dafür wird durch die prätherapeutische Erkennung distanter Metastasen oder eine zuvor unbekannte Metastasierung in lokoregionären Lymphknoten erklärt (Krause, Buck, & Schwaiger, 2007, S. 165).

Die Unterschiede in der Zielvolumendefinition können aber auch durch subjektive Anwendungsfehler begründet sein, da es in der PET-Diagnostik keine standardisierten Auswertekriterien gibt und rein visuell beurteilt wird (Krause, Buck, & Schwaiger, 2007, S. 165).

Wie eingangs schon erwähnt, nutzt das PET die Eigenschaften der Radionuklide für die nuklearmedizinische Diagnostik. Diese werden durch technische Hilfsmittel in einem Zyklotron erzeugt. Die wichtigsten Positronenstrahler sind dabei [^{11}C], [^{13}N], [^{15}O] und [^{18}F], wobei [^{18}F] in der Praxis durch seine vergleichsweise lange Halbwertszeit von 110 min am vorteilhaftesten ist (Nicoletti, Oberladstätter, & König, 2010, S. 189-190). Die Halbwertszeit von [^{11}C], [^{13}N] und [^{15}O] ist unterschiedlich und liegt bei maximal 20 Minuten. Die Verwendung dieser Radionuklide in einem Krankenhaus, das über kein Zyklotron verfügt ist schwierig, da der Transport zu lange dauert. Die erwähnten Positronenstrahler werden mit einem Tracer gekoppelt und intravenös in den Körper injiziert. Da Positronenstrahler einen Überschuss an Protonen haben, wandelt sich ein Teil der Protonen in Neutronen um. Bei diesem Umwandlungsprozess, genannt Beta-plus-Umwandlung, wird ein Positron und ein Neutrino abgegeben. Dieses Positron hat eine sehr kurze Lebensdauer und somit auch nur eine kurze Wegstrecke bis es mit dem elektronenreichen Gewebe im Körper wechselwirkt. Diese Wechselwirkung nennt sich Annihilationsprozess, der für die molekulare Bildgebung essentiell ist. Bei diesem Prozess entstehen durch die Vernichtung des Teilchen-Antiteilchen-Paares zwei Gammaquanten von je 511keV, die unter einem Winkel von 180 Grad jeweils genau in die entgegengesetzte Richtung emittiert werden. (siehe Abbildung 5) Die Emission der beiden Gammaquanten wird auch Vernichtungsstrahlung genannt (Nicoletti, Oberladstätter, & König, 2010, S. 189-190) (Phelps, 2004, S. 1-6).

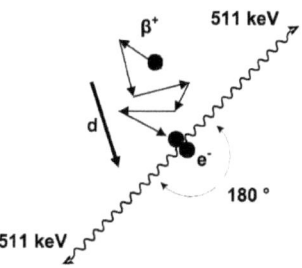

Abbildung 5: Annihilationsprozess. Beim Prozess der Beta-plus Umwandlung wird ein Positron emittiert, welches nach der Wegstrecke d mit einem Elektron wechselwirkt. Bei dieser Annihilation werden Positron und Elektron in Energie umgewandelt und es kommt zur diametralen Emission zweier Gammaquanten mit der diskreten Energie von 511keV (Nicoletti, Oberladstätter, & König, 2010, S. 190).

Durch die Entstehung der zwei Gammaquanten können die gegenüberliegenden Koinzidenzdetektoren die Strahlung erfassen. Ein Vernichtungsquanten-Paar wird jedoch erst als zusammengehörig erfasst, wenn in beiden Szintillationsdetektoren in einem gewissen Zeitraum (je nach Detektortyp unterschiedlich 6-12ns) im gleichen Koinzidenzfenster die Strahlung registriert wird. Wenn das allerdings nicht zutrifft und keine Verbindungslinie der beiden gegenüberliegenden Detektoren festgestellt werden konnte, dann wird angenommen, dass diese beiden Quanten nicht aus einem Annihilationsprozess stammen (siehe Abbildung 6) (Nicoletti, Oberladstätter, & König, 2010, S. 191-193).

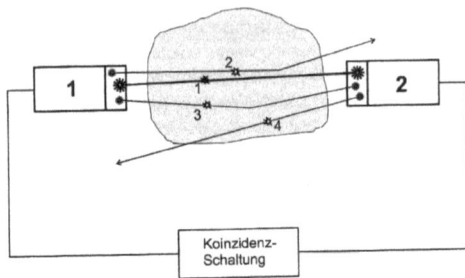

Abbildung 6: Darstellung einer Koinzidenzanordnung. Die Annihilation von Strahl 1 und 3 kann gemessen werden, wobei die Annihilation von Strahl 2 und 4 nicht gemessen wird, da sie nicht auf beiden Detektoren im gleichen Koinzidenzfenster auftrifft (Nicoletti, Oberladstätter, & König, 2010, S. 9).

Die Erzeugung des molekularen Bildes durch die 511keV-Gammaquanten erweist sich allerdings immer noch als schwierig und zeitaufwendig, trotzdem gewinnt das PET immer mehr an Wichtigkeit (Nicoletti, Oberladstätter, & König, 2010, S. 193).

Vor allem bekommt in den letzten Jahren die Kombination von CT oder auch MR mit PET immer größere Bedeutung. Dies ermöglicht die Vereinigung hochauflösender anatomischer und morphologischer Bildgebung mit der zielgerichteten metabolischen Bildgebung, wodurch eine sehr hohe Spezifität erreicht wird (siehe Abbildung 7) (Krause, Buck, & Schwaiger, 2007, S. 1)

Bei kombinierten PET/CT Geräten etwa sind PET und CT in einer gemeinsamen Gantry untergebracht oder die PET-Gantry steht unmittelbar hinter der CT-Gantry. Ein weiterer Vorteil ist eine Verkürzung der Untersuchungszeit, da die Schwächungskoeffizienten der PET durch die Hounsfield Units des CT-Bildes berechnet werden können. Außerdem wird durch die verbesserte Schwächungskorrektur die Bildqualität verfeinert (Nicoletti, Oberladstätter, & König, 2010, S. 225).

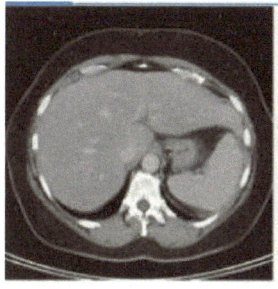 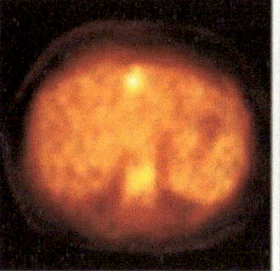 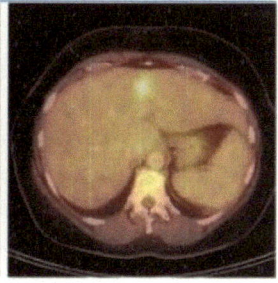

Abbildung 7: Vergleich von PET und CT beim selben Patienten. Die linke Abbildung zeigt ein unauffälliges CT der Leber, während die PET-Untersuchung eindeutig eine Mehranreicherung in der Leber zeigt (Mitte). Die genau anatomische Lokalisation ist dabei aber unklar. Erst durch die Fusion von PET- und CT-Daten wird eine eindeutige anatomische Zuordnung der Pathologie ermöglicht (re.) (Reiser, Kuhn, & Debus, 2011, S. 144).

Der Nachteil der Koppelung von PET und CT liegt darin, dass eine Verifizierung von CT und PET-Bildern aufgrund von atembedingten Artefakten oft fehlerbehaftet ist. Eine Lösung könnte die Verwendung von Oberflächenmarkern mit sich bringen (Krause, Buck, & Schwaiger, 2007, S. 165). Ein weiterer wesentlicher Nachteil ist die höhere Strahlenexposition für den Patienten (Nicoletti, Oberladstätter, & König, 2010, S. 225).

Die Kombination aus PET und MRT erweist sich derzeit noch als relativ schwierig. Ein wesentliches Problem sind die Magnetfeldeinflüsse der MR-Gantry auf die PET-Gantry, da die Photomultiplier (wandeln Lichtquanten in elektrische Signale um) sehr sensibel auf Magnetfeldeinflüsse reagieren. Eine Lösung könnte zum Beispiel die Verwendung von Silikonphotomultipliern sein.

Außerdem erfordert die Bildfusionierung der ausgewählten Sequenzen und der PET-Bilder einen sehr großen Zeitaufwand, weshalb das PET-MR in Zukunft möglicherweise in der Humanmedizin ausnahmslos für kleinräumige Untersuchungen verwendet werden wird (Nicoletti, Oberladstätter, & König, 2010, S. 228).

Die Überlagerung der Bilder der unterschiedlichen Modalitäten wird durch digitale Bildverarbeitungsmethoden, die sogenannte Bildfusion, auch „multi modality imaging" oder „image fusion" genannt, ermöglicht (Nicoletti, Oberladstätter, & König, 2010, S. 209).

Unabhängig voneinander angefertigte PET-und CT- bzw. MRT-Schnittbilder sind, wenn sie fusioniert werden, ungenau und somit wird diese Möglichkeit in der Praxis nicht angewendet (Krause, Buck, & Schwaiger, 2007, S. 70).

4 Radiopharmaka und deren Bedeutung in der Tumordiagnostik

Wie schon erwähnt, hat die Nuklearmedizin und die dafür benötigten Radiopharmaka durch Koppelung der anatomisch-morphologischen (CT, MRT) und der funktionell-molekularen Eigenschaften (PET) wieder viel an Bedeutung gewonnen, weshalb parallel auch an der Entwicklung neuer oder verbesserter Radiopharmaka gearbeitet wurde. Denn nur so kann eine hoch selektive und spezifische in-vivo Darstellung gewährleistet werden. Dadurch wurden zum Beispiel Peptide wie [^{177}Lu]-DOTA-TOC in der Behandlung Somatostatinrezeptor-positiver Tumore etabliert (Krause, Buck, & Schwaiger, 2007, S. 87). Wie im Kapitel 3.2 bereits beschrieben, besteht ein Radiopharmakon aus zwei Komponenten, und zwar einem Pharmakon und einem Isotop. Um das Tumorvolumen organspezifisch optimal darstellen zu können, unterscheidet man indikationsbedingt verschiedene Tracer. Im weiteren wird die Herstellung von Isotopen beschrieben und relevante Tracer für die Strahlentherapieplanung erläutert (Brüning, Küttner, & Flohr, 2008, S. 202).

4.1 Erzeugung von PET-Tracern

Die Erzeugung von PET-Tracern wird durch das sogenannte Zyklotron ermöglicht. Dies ist ein Teilchenbeschleuniger, der die Herstellung von Radioisotopen mit Neutronenmangel ermöglicht. Um dieses spezielle Charakteristikum zu erreichen, werden stabile Isotope mit elektrisch geladenen Teilchen hoher Energie bestrahlt. Diese von einer Ionenquelle ausgehenden Teilchen werden durch das vorherrschende Magnetfeld auf eine Kreisbahn gelenkt. Durch die bestehende Wechselspannung werden die Teilchen zwischen den Hohlelektroden, den sogenannten Dees, zyklisch in einer Spirale nach außen gelenkt, bis sie eine kinetische Energie von 10MeV erreicht haben. Damit die Teilchen nicht mit anderen Atomen wechselwirken, befindet sich das Zyklotron in einem Hochvakuumgefäß.

Wenn die Teilchen ihre Endenergie erreicht haben, wird der Ionenstrahl auf ein Target fokussiert und die Kernreaktion erfolgt (siehe Abbildung 6) (Halliday & Resnick, 1992, S. 997; Nicoletti, Oberladstätter, & König, 2010, S. 57-58).

Wie im Kapitel 3.2.1 beschrieben wurde, ist die Verwendung von PET-Isotopen aufgrund ihrer kurzen Halbwertszeit sehr schwierig, wenn das Krankenhaus nicht selber über ein eigenes Zyklotron verfügt. Meistens haben nur große Krankenhäuser ein Zyklotron und somit auch ein PET, aufgrund der hohen Kosten für Anschaffung und Betrieb. Diese klinischen Zyklotron haben einen Durchmesser von ca. 2x2m (Nicoletti, Oberladstätter, & König, 2010, S. 58).

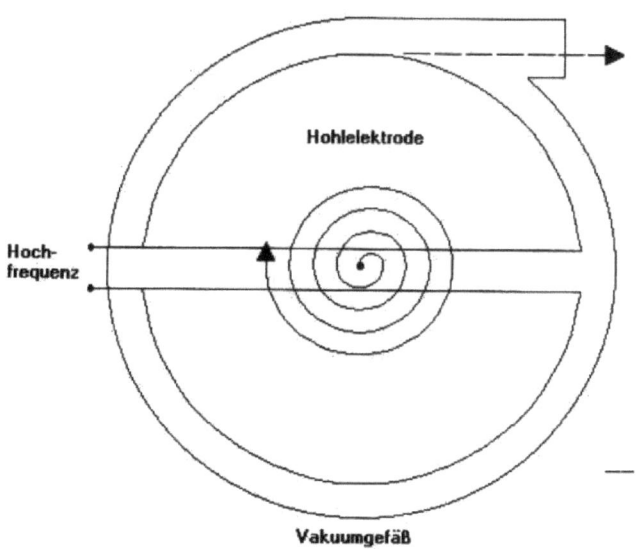

Abbildung 8: Aufbau des Zyklotrons. Das Zyklotron besteht aus zwei D-förmig angeordneten Hohlelektroden, die durch einen schmalen Spalt getrennt sind. Der Spalt dient zur Aufrechterhaltung der Hochfrequenz. Das Zyklotron befindet sich in einem Vakuumgefäß, damit die Teilchen nicht mit anderen Gasatomen kollidieren (Nicoletti, Oberladstätter, & König, 2010, S. 57).

4.2 [^{18}F]-FDG (Fluordesoxyglukose)

Fluordesoxyglukose ist im klinischen Alltag der meist verwendete PET-Tracer, der mit [^{18}F] gekoppelt wird. [^{18}F]-FDG wird nach der intravenösen Injektion ähnlich wie Glukose über den selektiven GLUT-1-Glukosetransporter in die Zelle transportiert, wo es an das Molekül Hexokinase gebunden und phosphoryliert wird. Das bedeutet, dass an das radioaktive [^{18}F]-FDG eine Phosphatgruppe mit Hilfe des Enzyms Hexokinase gebunden wird (siehe Abbildung 9). Hier unterscheidet sich nun der Glukosemetabolismus vom FDG Metabolismus. Die Enzyme sind bei der Umwandlung von Glukose im Gegensatz zur Umwandlung von FDG sehr substratspezifisch. Das bedeutet, FDG wird nicht als Substrat erkannt, somit kann es weder wie Glukose weiter metabolisiert werden noch wieder aus der Zelle zurück in den Blutkreislauf gelangen. Dadurch, dass das [^{18}F]-FDG nun im Gewebe verbleiben muss, kann die Aufnahme in den Zellen durch das radioaktive [18F] gemessen werden (Brüning, Küttner, & Flohr, 2008, S. 203-204; Feinendegen, Eckelman, Bahk, Shreeve, & Wagner, 2003, S. 21-23).

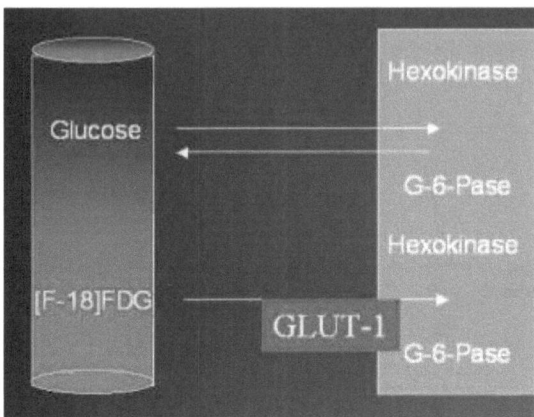

Abbildung 9: Aufnahme von [18F]-FDG in die Zelle durch GLUT-1-Glukosetransporter. Glukose wird in der Zelle durch die Hexokinase zu Glucose-6-Phosphat phosphoryliert.. Außerdem wird veranschaulicht, dass das [18F]-FDG in der Zelle verbleibt und Glukose wieder aus der Zelle weiter verstoffwechselt wird (Brüning, Küttner, & Flohr, 2008, S. 204; Feinendegen, Eckelman, Bahk, Shreeve, & Wagner, 2003, S. 21-23).

Dieses Charakteristikum nutzt die Onkologie, da die meisten malignen Tumore im Vergleich zu gesundem Gewebe vermehrt [18F]-FDG in den Zellen einbauen. Somit wird eine sehr gute Darstellung im PET von malignen Tumoren gewährleistet. Jedoch nicht alle malignen Tumoren zeigen eine vermehrte Aufnahme von [18F]-FDG. Zum Beispiel Nierenzellkarzinome, Prostatakarzinome, Leberzellkarzinome oder auch Weichteilkarzinome gewährleisten keine zuverlässige Darstellung im PET. Bei diesen Tumoren ist die Intensität der Aufnahme von [18F]-FDG von der Differenzierung abhängig. So wird beschrieben, dass weniger differenzierte Tumore mehr [18F]-FDG aufnehmen, als etwa stärker differenzierte Prostatakarzinome.

Nicht nur die Onkologie macht sich diese Eigenschaft zunutze. Eine vermehrte Aufnahme von [18F]-FDG findet auch in aktivierten Leukozyten, Herzmuskelzellen und Nervenzellen statt (Brüning, Küttner, & Flohr, 2008, S. 200 204).

Um diese einwandfreie Darstellung des malignen Tumorareals zu ermöglichen ist eine gute Compliance des Patienten unerlässlich. Zu beachten ist:

- Nahrungskarenz von sechs Stunden, es muss auch auf zuckerhaltige Getränke verzichtet werden. Vor der Untersuchung sollte zur Sicherheit noch der Blutzucker gemessen werden, da es durch zu hohen Zuckerspiegel zu falschen Ergebnissen im PET kommen kann.

- Nach der intravenösen Gabe von [^{18}F]-FDG sollte der Patient 45-60min ruhen, da es bei Bewegung zu falsch-positiver Aufnahme von [^{18}F]-FDG in den Muskeln kommen kann.
- Das gemeinsam mit [^{18}F]-FDG verabreichte Scopolamin blockiert die Aufnahme des Radiopharmakons in die Muskelnzellen. Das ebenfalls mit [^{18}F]-FDG zusammen injizierte Furosemid ermöglicht das nicht metabolisierte Radiopharmakon auszuscheiden. Deshalb ist es wichtig, dass der Patient vor der PET Aufnahme die Blase entleert (Brüning, Küttner, & Flohr, 2008, S. 204).

4.3 [^{18}F]-FMISO (Fluormidsonidazole)

FMISO, das genau wie FDG an das Isotop [^{18}F] gebunden wird, wurde als Tracer zur Bestimmung der Tumorhypoxie eingeführt. Durch seine selektive Bindung von hypoxischen Zellen in vitro und in vivo ermöglicht es die Darstellung der Tumorhypoxie in der Lunge, Gehirn und im Kopf- und Halsbereich des Tumorpatienten (Vallabhajosula, 2009, S. 240). Jedoch bringt die Darstellung der Hypoxie mit [^{18}F]-FMISO im PET auch zwei Hauptprobleme mit sich. Das erste Problem wird durch die lange Diffusionszeit verursacht. Das liegt daran, dass die hypoxischen Zellen bzw. das hypoxische Areal von wenigen Blutgefäßen versorgt werden und somit die Diffusion von FMISO in die Zelle länger dauert. Das zweite Problem ist, dass die Traceraufnahme nur in lebensfähigen hypoxischen Zellen stattfinden kann. Die Aufnahme von [^{18}F]-FMISO in nekrotisches Gewebe ist jedoch nicht möglich (Thorwath, Eschmann, Paulsen, & Alber, 2005, S. 2209).

[^{18}F]-FMISO unterscheidet sich von allen anderen Tracern dadurch, dass es durch den passiven Transportmechanismus in die hypoxischen Zellen gelangt, anders als bei [^{18}F]-FDG, dass durch den Glukosestoffwechsel aktiv in das Gewebe befördert wird. Der Transport von FMISO beruht alleine auf Diffusion (Thorwath, Eschmann, Paulsen, & Alber, 2005, S. 2212).

Die Zeit, die der Marker von der intravenösen Injektion durch die Blutgefäße bis zu den hypoxischen Zellen benötigt, beträgt 100-1000s. Diese Zeitangabe ist abhängig von der Durchlässigkeit der Blutgefäße, dem interstitiellen Fluss und der Blutdrucksituation (Thorwath, Eschmann, Paulsen, & Alber, 2005, S. 2212).

Die Diffusion durch die Zellmembran wird dadurch ermöglicht, dass [^{18}F]-FMISO als relativ lipophil beschrieben wird. In der Zelle angelangt, bindet sich das Radiopharmakon an Enzyme im sauerstoffarmen Gewebe (Thorwath, Eschmann, Paulsen, & Alber, 2005, S. 2210). Das funktioniert dadurch, dass sich in allen lebenden Zellen das Enzym Nitrooxidase befindet und solange genug Sauerstoff in der Zelle vorhanden ist, hat das auch keine Auswirkungen auf den Metabolismus des Radiopharmakons. Sobald jedoch eine Hypoxie herrscht, wird [^{18}F]-FMISO durch den Einfluss des Enzyms Nitrooxidase zur Abgabe eines Hüllenelektrons bewegt und wird so zu einem Radikal. Durch dieses bindungsfreudige Radikal befindet sich mehr verbleibende Aktivität in den Zellen mit weniger Sauerstoff (Mitterhauser & Wadsak, 2009, S. 465; Thorwath, Eschmann, Paulsen, & Alber, 2005, S. 2210).

Außerdem ist bei der Anreicherung von [^{18}F]-FMISO im hypoxischen Areal zu bedenken, dass die Hypoxie im Tumor unabhängig von der Größe des Tumors, dem Ausmaß der Nekrose und des Bluthämoglobinstatus ist (Rajendran, et al., 2003, S. 696).

4.4 [^{18}F]-FLT (Fluorthymidin)

Fluorthymidine (FLT) wird genau wie alle bisher beschriebenen Tracer mit [^{18}F] gekoppelt (Delbeke & Ora Israel, 2010, S. 40). Typisch für maligne Tumoren ist die erhöhte Zellproliferation, die für das beschleunigte Wachstum verantwortlich ist. Die DNA-Synthese, die dadurch gekennzeichnet ist, dass sie vor der Zellteilung stattfindet, ist ein Maß für die Proliferation. Thymidin ist ein Hauptnukleosid, das für diesen Prozess des Wachstums bzw. der Vermehrung der Zelle zuständig ist. [^{18}F]-FLT ist ein Thymidin-Derivat und ermöglicht die Darstellung des Grads und der Aggressivität des Tumors (Delbeke & Ora Israel, 2010, S. 40).

Der Nukleosidtransport in die Zelle funktioniert durch erleichterte Diffusion, sodass ein Gleichgewicht von Influx und Efflux erreicht wird (Kuwert, Grünwald, Haberkorn, & Krause, 1999/2001, S. 183). Nach der intrazellulären Aufnahme wird das Radiopharmakon erst zu [^{18}F]-FLT-Monophosphat und später zu [^{18}F]-FLT-Triphosphat phosphoryliert. Die Aufnahme und Speicherung des Radiopharmakons ist nicht von der Metabolisierung der DNA abhängig, sondern von der Phosphorylierung der Thymidinkinase (TK), die für den Einbau des Nukleosids Thymidin in die DNA verantwortlich ist. Die TK ist in proliferierenden Zellen bis zu zehnfach erhöht im Vergleich zu jenen Zellen, die sich im Ruhezustand befinden (Delbeke & Ora Israel, 2010, S. 40). Das [^{18}F]-FLT hat es dadurch geschafft in vivo eine hohe Anreicherung von Proliferationszellen darzustellen. Deshalb wird [^{18}F]-FLT in der Literatur auch oft als Proliferationstracer beschrieben (Kuwert, Grünwald, Haberkorn, & Krause, 1999/2001, S. 183).

[^{18}F]-FLT passiert die Bluthirnschranke kaum, wodurch eine Anreicherung des Radiopharmakons im gesunden Gehirn minimal ist. Dies ermöglicht eine einfache Abbildung von hochgradigen Hirntumoren. Außerdem findet eine geringe Anreicherung im Bereich der Brust und des Myokards statt, wodurch maligne Tumoren anhand von [^{18}F]-FLT im Thoraxbereich einfach diagnostiziert werden können. Ein weiterer Vorteil ist, dass die Anreicherung von [^{18}F]-FLT in der Leber und im Knochenmark höher ist als im Vergleich zu [^{18}F]-FDG. Das Radiopharmakon wird durch die Ausscheidungsorgane eliminiert, wodurch eine Anreicherung von [^{18}F]-FLT in den Nieren und der Blase nicht sichtbar ist. Somit wird zusammengefasst, dass [^{18}F]-FLT spezifischer für die Detektion von malignen Tumoren im Vergleich zu [^{18}F]-FDG ist (siehe Abbildung 10) (Delbeke & Ora Israel, 2010, S. 40-41).

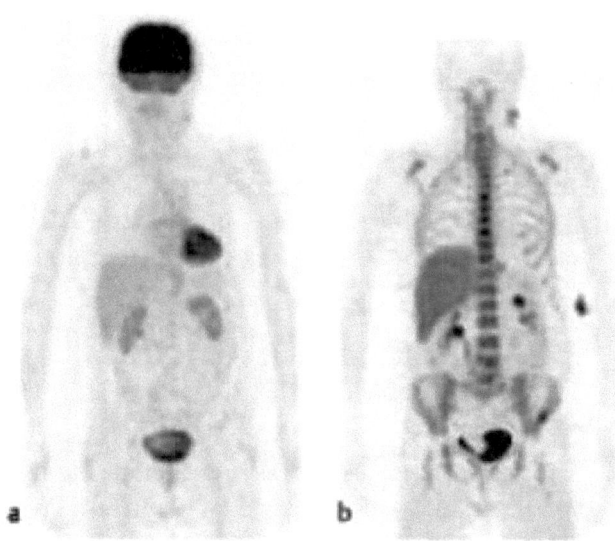

Abbildung 10: Vergleich von [^{18}F]-FDG Anreicherung (Bild a) und [^{18}F]-FLT Anreicherung (Bild b). Das neurogenen Sarkomrezidiv reichert sich im [^{18}F]-FLT Bild deutlicher an (Kuwert, Grünwald, Haberkorn, & Krause, 1999/2001, S. 186).

4.5 [^{18}F]-FET (Fluorethyltryosin)

FET wird wie alle bisher beschriebenen Liganden mit [^{18}F] gekoppelt. Der Ligand wird als einer der ersten [^{18}F] markierten Aminosäuren mit hoher radiochemischer Ausbeute beschrieben (Fanti, Farsad, & Mansi, 2010, S. 80).

Tyrosin zählt zu den essentiellen Aminosäuren und wird genau wie das FET-Derivat in der Leber synthetisiert. Die Aufnahme des Radiopharmakons passiert über sogenannte Aminosäuretransporter. Man unterscheidet zwischen drei Transportsystemen:

- A-System für natriumabhängige Aminosäuren wie Alanin, Glycin, Methionin etc.
- ASC-System für natriumunabhängige Aminosäuren wie Serin, Cystein, Prolin etc.

- L-System für natriumunabhängige Aminosäuren wie Tyrosin, Leucin, Valin etc.

Es gibt jedoch keine relevante Beteiligung der [^{18}F]-FET an der Proteinsynthese oder einem anderen Stoffwechselvorgang. Der reine Aminosäuretransport-Tracer [^{18}F]-FET wird durch das zuvor beschriebene natriumunabhängige L-System transportiert. Statt eines Natriumkonzentrationsgradienten an der Zelle findet ein Aminosäureaustausch statt. Im Vergleich zum Transportsystem A wird durch eine Transstimulation die zelluläre Aminosäurekapazität erhöht und es erfolgt eine hohe interzelluläre Konzentration.

Weiteres unterscheidet man noch unter den Subtypen des L-Transporters:

- LAT-1
- LAT-2
- LAT-3

LAT-1 und LAT-2 werden als typische natriumunabhängige L-Typ Transporter beschrieben. Außerdem zeichnet sich LAT-2 durch seine starke Transstimulierbarkeit aus. LAT-3 funktioniert dagegen ohne Austausch-Mechanismus und ermöglicht den Influx und Efflux durch eine erleichterte Diffusion (Fanti, Farsad, & Mansi, 2010, S. 80; Tanase, 2006, S. 23-33).

Fluorethyltyrosin reichert sich in malignen transformierten Zellen wahrscheinlicher an, vor allem aufgrund der erhöhten Expression der Aminosäuretransporter. Wie anfangs schon beschrieben gibt es keine relevante Beteiligung der [^{18}F]-FET in der Proteinsynthese (Fanti, Farsad, & Mansi, 2010, S. 80). Der [^{18}F]-FET-Aufnahme-Mechanismus ist komplex und bis heute noch nicht vollständig geklärt (Basu, Chen, & Alavi, 2013, S. o.S).

[^{18}F]-FET wird durch den Subtyp LAT-2 transportiert und kann im Vergleich zu [^{11}C]-Methionin zwischen Entzündung und Tumor unterscheiden (Langen, et al., 2006, S. 289-291). Die meiste Aufnahme von Fluorethyltyrosin zeigt sich in Tumoren der Harnwege. Alle anderen Organe weisen eine moderate Anreicherung von [^{18}F]-FET auf. Bemerkenswert ist die schwache Aufnahme im Pankreas und im Herzen. Überhaupt keine Aufnahme der radioaktiven Aktivität zeigen die Knochen, das Knochenmark, das Lungenparenchym und die Gallenwege. Drei Stunden nach der Injektion des Radiopharmakons wird in allen Organen eine Anreicherung sichtbar. Außerdem zeigt das gesunde Gehirngewebe eine schwache Aufnahme von [^{18}F]-FET, die bis zu einer Stunde stetig steigt. Im Kontrast dazu zeigt ein hochgradiges Glioblastom durch die Absorption von [^{18}F]-FET einen steilen raschen Peak. In diesem Fall beträgt die Zeit zwischen Injektion und vollständiger Aufnahme 5-15min.

Die erhöhte [^{18}F]-FET Aufnahme bei Tumorgewebe im Gehirn funktioniert bei Patienten mit einer gestörten Blut-Hirn-Schranke wesentlich besser als bei gesunden Patienten. Dadurch entsteht der zusätzliche passive Zustrom von [^{18}F]-FET (Fanti, Farsad, & Mansi, 2010, S. 80).

Somit etabliert sich als das Hauptanwendungsgebiet von [^{18}F]-FET die Hirntumor-Bildgebung. Die häufigste Indikation für die FET-PET Bildgebung des Gehirns ist die Identifizierung von Tumorrezidiven und die Darstellung von strahlungsinduzierten Läsionen bei Patienten mit unklarer morphologischer Bildgebung (Fanti, Farsad, & Mansi, 2010, S. 80-81).

Bei Gliomen eignet sich speziell die Kombination von FET-PET und MRT, somit kann die Tumorausdehnung optimal festgestellt werden. Dadurch wird eine bessere Therapieplanung ermöglicht (Tanase, 2006, S. 25).

4.6 [^{11}C]-MET (Methionin)

Ein weiterer in der Onkologie verwendeter Tracer ist Methionin. Er wird im Gegensatz zu allen bisher beschriebenen Liganden mit [^{11}C] gekoppelt. Außerdem ist [^{11}C]-Methionin die am häufigsten verwendete Aminosäure im PET. Nach der intravenösen Injektion wird das Radiopharmakon identisch zu Methionin in die Zelle aufgenommen (Tanase, 2006, S. 20-21; Breitenseher, Dominkus, & Amann, 2008, S. 145). [^{11}C]-Methionin wechselwirkt sehr schnell mit ATP, dadurch ein sehr aktives Produkt, das sogenannte S-Adensoyl-Methionin (SAM), entsteht. Durch SAM wird der Transport in die Zelle gewährleistet (Horn, 2009, S. 195). Nach dem Einbau in die Zelle wird die essentielle Aminosäure Methionin in das Protein eingebaut und anschließend verstoffwechselt. Gesunde Körperzellen können anhand von Homocystein, Vitamin B und Folsäure das Methionin wieder herstellen, sozusagen resynthetisieren. Durch diese Remethylierung benötigt der gesunde Körper keine externe Zufuhr von Methionin. Im Gegensatz dazu können Tumorzellen Homocystein aufgrund der erhöhten Transmethylierungsrate wegen der gestörten Proliferation der Zellen nicht mehr vollständig resynthetisieren. Der gestörten Umwandlung liegt die Tatsache zugrunde, dass die Umwandlungkapazität von Homocystein durch den erhöhten Anspruch überschritten wird (siehe Abbildung 11). Dadurch benötigen Tumorzellen im Vergleich zu gesunden Körperzellen eine zusätzliche exogene Methioninzufuhr. Das PET nutzt somit den vermehrten Aminosäuren-Metabolismus zur Darstellung des Tumors (Tanase, 2006, S. 20-21; Breitenseher, Dominkus, & Amann, 2008, S. 145).

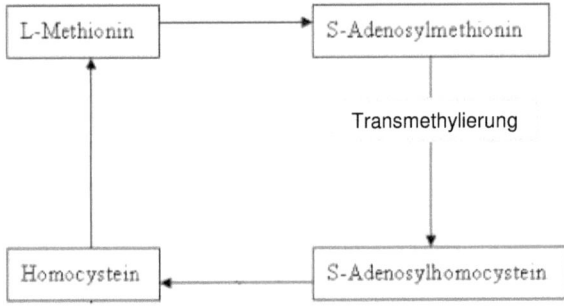

Abbildung 11: Methioninmetabolismus bei gesunden Zellen. L-Methionin wird zu S-Adenosylmethionin verstoffwechselt, dies wird durch die Transmethylierung zu S-Adenosylhomocystein und weiter zu Homocystein und zu L-Methionin metabolisiert, dass den Kreis wiederum schließt (Tanase, 2006, S. 20)

[^{11}C]-MET erlaubt eine hohe Anreicherung in peripheren Tumoren und weist eine ebenso genaue Darstellung von malignen Lungentumoren auf wie [^{18}F]- FDG. Ebenso ermöglicht es eine genauere Bildgebung als die Computertomographie. Eine moderate Anreicherung stellt sich im Mammakarzinom, bei Hirntumoren und bei Lymphomen dar (Tanase, 2006, S. 21).

Durch die niedrige Anreicherung von [^{11}C]-MET im gesunden Gehirngewebe wird eine exzellente Abgrenzung vom infiltrierenden Tumorgewebe ermöglicht. Die hohe Sensitivität und der ausgezeichnete Kontrast bei Hirntumoren weisen einen wesentlichen Vorteil im PET im Gegensatz zu den morphologischen Verfahren auf (Herman, 1998, S. 180; Schlegel, Weller, & Westphal, 2003, S. 73).

Im Vergleich zu [^{18}F]-FET zeigen beide Tracer bei Patienten mit Hirntumoren eine starke Anreicherung im Bereich des Tumors. Beim unmittelbaren Vergleich könnte man jedoch eine stärkere Anreicherung bei der Verwendung von [^{11}C]-MET feststellen. Jedoch ist im direkten Vergleich kein kontrastreicher Unterschied eines Tracers zwischen gesundem und pathologischem Gewebe erkennbar (Tanase, 2006, S. 24).

Als ungeeignet stellten sich aufgrund der erhöhten Anreicherung auch im gesunden Gewebe die abdominalen Organe wie Pankreas, Niere und Leber dar. Somit erweist sich die Darstellung von abdominellen Tumoren als problematisch (Tanase, 2006, S. 22).

Ein weiteres Problem von [^{11}C]-MET ist die wesentlich kürzere Halbwertszeit im Gegensatz zu [^{18}F]. Wie im Punkt 3.2.1 und 4.1 schon beschrieben wurde, wird bei der Verwendung von [^{11}C] ein krankenhauseigenes Zyklotron benötigt, da der Einsatz externer PET Geräte zu viel Zeit in Anspruch nehmen würde. Außerdem erlaubt [^{11}C] aufgrund der niedrigen Halbwertszeit nur eine kurze Untersuchungsdauer (Tanase, 2006, S. 22).

4.7 [^{11}C]-Acetat

Der Ligand Acetat wird mit dem Radionuklid [^{11}C] gekoppelt, dessen kurze Halbwertszeit im Vergleich zu [^{18}F] einen wesentlichen Nachteil mit sich bringt. Dieses Defizit kann jedoch durch den Vorteil, dass [^{11}C]-Cholin nicht wie andere [^{18}F] markierte Tracer durch die Niere eliminiert werden, aufgewogen werden. Dadurch wird eine optimale Darstellung der Ausscheidungsorgane und der Prostata ermöglicht (Hautzel, et al., 2002, S. 571).

Eine Anreicherung im Tumor kann auf zwei verschiedenen Wegen stattfinden. Die eine Möglichkeit ist die Akkumulation im pathologischem Gewebe durch den Eintritt von [^{11}C]-Acetat in den Krebszyklus des sogenannten Acetyl-Coenzym A. Oder der zweite biochemische Signalweg wird durch den Eintritt als Zwischenmetabolit ermöglicht. Hierbei wird das Acetyl-Coenzym A als Vorläufer für die Fettsäuresynthese gebildet. Unter diesen möglichen Stoffwechselwegen wird der Fettsäurestoffwechsel als dominanter beschrieben (Hautzel, et al., 2002, S. 571; Herman, 1998, S. 187; Delbeke & Ora Israel, 2010, S. 41-42; Frenzel, 2005). Der Transport in die Zelle wird durch bestimmte Zellmembranbausteine veranlasst, wie zum Beispiel Phosphatidylcholin und Phosphorylcholin. Zellzyklisch entsteht durch die maligne Transformation der Tumorzelle ein erhöhter Bedarf dieser sogenannten Schlüsselenzyme. Diese Zellmembranbausteine sind ebenso wie der Fettstoffwechsel beim Prostatakarzinom erhöht, sodass eine Akkumulation sichtbar wird (Hautzel, et al., 2002, S. 571; Herman, 1998, S. 187; Delbeke & Ora Israel, 2010, S. 41-42; Frenzel, 2005).

Das Pankreas ist das einzige abdominelle Organ, das eine hohe Anreicherung aufweist. Dem liegt die Tatsache zugrunde, dass sich radioaktiv markiertes [^{11}C]-Acetat im Gewebe mit hohen anabolen Stoffwechsel anreichert. Eine moderate Anreicherung wiederum zeigt der Darm und die Leber (Delbeke & Ora Israel, 2010, S. 41-42).

Als Hauptanwendungsgebiet von [^{11}C]-Acetat wird dennoch die Prostata beschrieben. Im Gegensatz zu [^{18}F]-FDG weist [^{11}C]-Acetat eine höhere Sensitivität bei der Aufnahme von Tumoren, Lymphknotenmetastasen und Knochenmetastasen auf. Jedoch ist die Aufnahme von [^{11}C]-Acetat auch altersabhängig, sodass bei jüngeren Patienten eine höhere Akkumulation sichtbar ist als bei älteren Patienten. Obwohl Acetat eine höhere Sensitivität aufweist, werden mit der [^{18}F]-FDG PET mehr Metastasen entdeckt (Herman, 1998, S. 187).

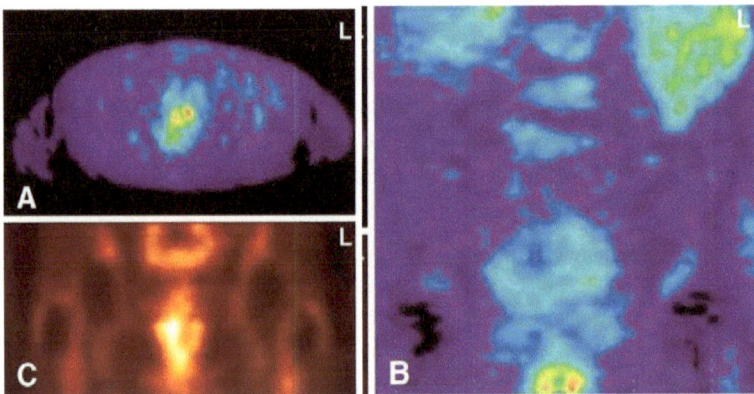

Abbildng 11: Darstellung einer chronischen Prostatitis. Transversalschnitt mit Anreicherung von [^{11}C]-Acetat (Bild A). Koronarschnitt mit Akkumulation von [^{11}C]-Acetat. (Bild B). Koronarschnitt mit Anreicherung von [^{18}F]-FDG in der Prostata, wobei rechts eine stärkere pathologische Anreicherung zu sehen ist als links (Bild C) (Hautzel, et al., 2002, S. 573).

5 Schlussfolgerung

Als Hauptvorteil der molekularen Bildgebung im Rahmen der Strahlentherapieplanung hat sich die bessere Definition der Zielvolumina erwiesen. Es hat sich herausgestellt, dass die exakte Zielvolumendefinition ohne anatomische Bildgebung problematisch ist. Tatsache ist, dass das PET eine sehr gute Darstellung der biologischen Vorgänge, der Physiologie und der Molekularbiologie erlaubt. Die Stärke des CT wiederum ist die hohe räumliche Auflösung anatomischer Strukturen. Das MRT ermöglicht eine sehr gute Gewebedifferenzierung ohne Verwendung ionisierender Strahlung. Die Strahlentherapieplanung mithilfe konventioneller Radiopharmaka und sogenannten Gammakameras hat sich nicht etabliert. Aufgrund der Schwierigkeit konventionelle Radiopharmaka zu quantifizieren und klare Aussagen über Tumorzusammensetzung und Biologie zu treffen, entsprechen konventionelle Methoden nicht mehr dem Standard der Wissenschaft und Technik.

Fakt ist, dass jede Modalität wichtige Informationen zur Strahlentherapieplanung beiträgt. Hierzu hat sich die Kombination der unterschiedlichen Modalitäten als sehr guter Lösungsansatz etabliert, wobei die Kombination von PET und MRT noch problematisch ist. Der Grund dafür sind die hohen magnetischen Feldstärken des MRT die auf die PET-Technik einen negativen Einfluss haben. Tatsache ist, dass die Kombination von PET und CT viele Vorteile mit sich bringt. Ein wesentlicher Vorteil dieser Technik ist die gezielte Zielvolumendefinition, die eine Dosiseskalation erlaubt. Kritisch bewertet wird allerdings die erhöhte Strahlenexposition des Patienten, einerseits durch die Applikation des Radiopharmakons und andererseits durch die zusätzliche Strahlung des CTs. Ein weiterer Nachteil ist die eingeschränkte Verfügbarkeit des PET/CTs sowie dessen hohe Kosten.

Dennoch ist die Verwendung des PET/CT in der Strahlentherapieplanung vielversprechend. Da eine Unterscheidung verschiedener Tumorentitäten durch zielgerichtete Radiopharmaka ermöglicht wird. Zudem ist die Bestimmung der Tumorhypoxie mittels gezielter Radiopharmaka ein wesentlicher Einflussfaktor auf das Therapiekonzept, da hypoxische Zellen mehr Dosis erfordern, als sauerstoffgesättigtes Gewebe.

Eine weitere Investition in Erforschung und Entwicklung neuer, hochselektiver und spezifischer Radiopharmaka für die Strahlentherapieplanung erscheint lohnenswert, da die Verfügbarkeit von PET/CT und zukünftig womöglich auch PET/MR zunimmt.

6 Zusammenfassung

Es wurden nuklearmedizinische Radiopharmaka beschrieben, die einen wichtigen Beitrag zur Strahlentherapieplanung liefern. Tatsache ist, dass die Therapieplanung zur Behandlung eines Tumors meistens durch die bildlich dargestellte Anatomie eines Schnittbildes erfolgt. Als Hauptmerkmal der Computertomographie und der Magnetresonanztomographie wird die Möglichkeit der hohen räumlichen Auflösung anatomischer Strukturen beschrieben. Elementare Voraussetzung für die optimale Planung eines Zielvolumens ist aber neben der dargestellten Anatomie auch die Darstellung biologischer Vorgänge, physiologischer als auch molekularbiologischer Prozesse. Neben diesen essentiellen Faktoren für die Strahlentherapieplanung haben sich ebenfalls die positiven Eigenschaften der molekularen Bildgebung durch eine bessere Verlaufs- und Therapiekontrolle etabliert.

Dadurch hat sich nun folgende Forschungsfrage ergeben:

Gibt es nuklearmedizinische Methoden (Radiopharmaka) die einen wichtigen Beitrag zum Tumorverständnis und zur Therapieplanung liefern?

Die Beantwortung dieser Fragestellung erfolgte mittels Literaturrecherche.

Um den in der Nuklearmedizin beschriebenen Funktionsablauf darstellen zu können, werden Radiopharmaka benötigt. Diese bestehen aus zwei unterschiedlichen Komponenten, einerseits dem Isotop und andererseits dem Tracer, der die Aufgabe hat das Isotop zum interessierenden Gewebe zu befördern. Die Auswahl des richtigen Radiopharmakons hängt von der physikalischen Halbwertszeit und vom entsprechenden Anreicherungsort ab. Hierzu wurden folgende spezifische Radiopharmaka beschrieben: [^{18}F]-FDG, [^{18}F]-FMISO, [^{18}F]-FLT, [^{18}F]-FET, [^{11}C]-Methionin und [^{11}C]-Acetat.

[^{18}F]-FDG wird in der Literatur als meist verwendeter PET-Tracer beschrieben und dient hauptsächlich zur Darstellung wenig differenzierter Tumore. [^{18}F]-FMISO ermöglicht im Gegensatz dazu durch seine selektive Speicherung in hypoxischen Zellen eine starke Anreicherung in Lunge, Gehirn sowie im Kopf- und Halsbereich. [^{18}F]-FLT unterscheidet sich von den vorgenannten Radiopharmaka dadurch, dass es nicht nur eine starke Anreicherung im Gehirn zeigt, sondern auch eine im Vergleich zu [^{18}F]-FDG höhere Akkumulation im Bereich der Leber und des Knochenmarks aufweist. [^{18}F]-FET wird dadurch charakterisiert, dass es nicht wie alle anderen Tracer durch die Niere ausgeschieden wird und somit eine explizite Anreicherung in den Harnwegen ermöglicht. [^{11}C]-Methionin erlaubt eine hohe Anreicherung in peripheren Tumoren und weist eine ebenso genaue Darstellung von malignen Lungentumoren auf wie [^{18}F]-FDG. Das Hauptanwendungsgebiet von [^{11}C]-Acetat ist allerdings, trotz der ebenfalls hohen Anreicherung im Pankreas, die Prostata.

Als problematisch hat sich herausgestellt, dass sich ohne anatomische Bildgebung, das heißt durch alleine durch nuklearmedizinische Darstellung, die exakte Zielvolumendefinition als schwierig erwiest. Somit hat die Anwendung kombinierter Geräte immer mehr an Bedeutung gewonnen wobei die Kombination von PET und MRT noch als problematisch beschrieben wird. Die Koppelung von PET und CT erwies sich als die beste Grundlage für eine effektive Strahlentherapieplanung.

In Zukunft ist die Entwicklung noch spezifischerer und selektiverer Radiopharmaka für die gezielte Strahlentherapieplanung erstrebenswert, da anzunehmen ist, dass Verfügbarkeit und Bedeutung von PET/CT und PET/MR weiter zunehmen werden.

7 Abkürzungsverzeichnis

C	Kohlenstoff
CT	Computertomographie
CTV	Clinical target volume
F	Fluor
FDG	Fluordesoxyglukose
FET	Fluorethyltyrosin
FLT	Fluorthymidine
FMISO	Fluormidsonidazole
GTV	Gross tumor volume
Gy	Gray
HU	Hounsfield Units
HWZ	Halbwertszeit
ICRU	International Commission on Radiation Units and Measurements
IV	Irridiated volume
LET	Linearer Energietransfer
Lu	Lutetium
MET	Methionin
MeV	Megaelektronenvolt
MRT	Magnetresonanztomographie
OER	Oxygen Enhancement Ratio
PET	Positronenemissionstomographie
PTV	Planning target volume
RBW	Relativ biologische Wirksamkeit
SPECT	Single photon emission computed tomography
S-Phase	Synthesephase
TV	Treated volume

8 Abbildungsverzeichnis

Abbildung 1: Darstellung der erforderlichen Zielvolumina für die Bestrahlungsplanung..... 5
Abbildung 2: Zellüberlebungskurve 7
Abbildung 3: Ablauf der Reoxygenierung 8
Abbildung 4: Schwächungsarten unterschiedlicher Organe und Gewebearten 12
Abbildung 5: Annihilationsprozess. 14
Abbildung 6: Darstellung einer Koinzidenzanordnung 15
Abbildung 7: Vergleich von PET und CT beim selben Patienten. 16
Abbildung 8: Aufbau des Zyklotrons 18
Abbildung 9: Aufnahme von [^{18}F]-FDG in die Zelle durch GLUT-1-Glukosetransporter)...19
Abbildung 10: Vergleich von [^{18}F]-FDG Anreicherung und [^{18}F]-FLT Anreicherun 22
Abbildng 11: Darstellung einer chronischen Prostatitis..27

9 Tabellenverzeichnis

Tabelle 1: Differenzierung der Strahlenempflindlichkeit von Risikoorganen (Sack & Thesen, 1998, S. 8) 6

Tabelle 2: Vergleich von hohem und niedrigen LET anhand der biologischen Wirkung (Sauer, 2010, S. 128) 10

10 Literaturverzeichnis

Basu, S., Chen, W., & Alavi, A. (2013). *PET imaging of brain tumors.* Clinics Review articles.

Breitenseher, M., Dominkus, M., & Amann, G. (2008). *Bildgebende Diagnostik und Therapie der Weichteiltumoren.* Stuttgart: Thieme.

Brüning, R., Küttner, A., & Flohr, T. (2008). *Mehrschicht-CT.* Heidelberg: Springer .

Delbeke, D., & Ora Israel, E. (2010). *Hybrid PET/CT and SPECT/CT Imaging.* New York Dordrecht Heidelberg London: Springer.

Fanti, S., Farsad, M., & Mansi, L. (2010). *PET-CT Beyond FDG.* Berlin Heidelberg: Springer.

Feinendegen, L., Eckelman, W., Bahk, Y.-W., Shreeve, W., & Wagner, H. (2003). *Molecular Nuclear Medicine.* Berlin Heidelberg New York: Springer.

Frenzel, T. (2005). *Virtuelle Simulation in der Strahlentherapie.* Hamburg: Shaker Verlag.

Grosu, A.-L., Piert, M., Weber, W., Jeremic, B., Picchio, M., Schratzenstaller, U., . . . Molls, M. (2005). Positron Emission Tomography for Radiation Treatment Planning. *Strahlentherapie und Onkologie*, S. 483-499.

Halliday, D., & Resnick, R. (1992). *Physik 2.* New York: de Gruyter.

Hautzel, Müller-Mattheis, Herzog, Roden, Coenen, Ackermann, . . . Krause. (2002). Die C11 Actetat-Positronenemissionstomographie beim Prostatakarzinom. *Der Urologe*, 569-576.

Herman, H.-J. (1998). *Nuklearmedizin.* München, Wien, Baltimore: Urban & Schwarzenberg.

Herrmann, T., Baumann, M., & Dörr, W. (2006). *Klinische Strahlenbiologie.* München: Urban und Fischer.

Horn, F. (2009). *Biochemie des Menschen.* Stuttgart: Thieme.

Jackson, S., & Thomas, R. (2009). *CT, MRT, Ultraschall.* München: Urban & Fischer.

Krause, B., Buck, A., & Schwaiger, M. (2007). *Nuklearmedizinische Onkologie.* Landsberg: ecomed Medizin.

Krieger, H. (2009). *Grundlagen der Strahlungsphysik und des Strahlenschutzes.* Wiesbaden: Vieweg + Teubner.

Kuwert, T., Grünwald, T., Haberkorn, T., & Krause, T. (1999/2001). *Nuklearmedizin.* Stuttgart: Thieme.

Langen, K.-J., Hamacher, K., Weckesser, M., Floeth, F., Stoffels, G., Bauer, D., . . . Pauleit, D. (2006). O-(2[18F]fluoroethyl)-L-trysine: uptake mechanisms and clinical applications. *Nuclear Medicine and Biology*, 287-294.

Mihailovic, J., Goldsmith, S., & Killeen, R. (2012). *FDG PET/CT in Clinical Oncology.* Berlin-Heidelberg: Springer.

Mitterhauser, & Wadsak. (2009). *Basics and principles of radiopharmaceuticals for PET/CT.* Wien: Elsevier.

Nicoletti, R., Oberladstätter, M., & König, F. (2010). *Messtechnik und Instrumentierung in der Nuklearmedizin.* Wien: facultas.wuv.

Phelps, M. (2004). *PET, Molecular Imaging and Its Biological Applications.* Los Angeles: Springer.

Rajendran, Wilson, Conrad, Peterson, Bruckner, Rasey, . . . Krohn. (2003). *F18-FMISO and F18-FDG PET imaging in soft tissue sarcomas: correlation of hypoxia, metabolism and VEGF expression.* Seattle: Springer.

Reiser, M., Kuhn, F.-P., & Debus, J. (2011). *Radiologie.* Stuttgart: Thieme.

Richter, E., & Feyerabend, T. (2002). *Grundlagen der Strahlentherapie.* Berlin Heidelberg: Springer.

Sack, H., & Thesen, N. (1998). *Bestrahlungsplanung.* Köln: Thieme.

Sauer, R. (2010). *Strahlentherapie und Onkologie.* München: Urban und Fischer.

Schäfer, B., & Hödl, P. (1999). *Medizinisch-technische Assistenz in der modernen Strahlentherapie.* Berlin Heidelberg: Springer.

Schicha, H., & Schober, O. (2003). *Nuklearmedizin Basiswissen und klinische Anwendung.* Köln und Münster: Schattauer.

Schlegel, U., Weller, M., & Westphal, M. (2003). *Neuroonkolgie.* Stuttgart: Thieme.

Schwarzmüller-Erber, G., & Silberstein, E. (2010). *Angewandte Magnetresonanztomographie.* Wien: Facultas.

Tanase, U. (2006). *Charakterisierung des Transportes der Aminosäuren.* München: Fakultät für Medizin der technischen Universität München.

Thorwath, D., Eschmann, S., Paulsen, F., & Alber, M. (2005). *A kinetic model for dynamic F18-FMISO PET data to analyse tumour hypoxia.* UK: Physics in medicine and biology.

Vallabhajosula, S. (2009). *Molecular Imaging, Radiopharmaceuticals for PET and SPECT.* Heidelberg London New York: Springer.

Wannenmacher, M., Debus, J., & Wenz, F. (2006). *Strahlentherapie.* Berlin Heidelberg: Springer.

BEI GRIN MACHT SICH IHR WISSEN BEZAHLT

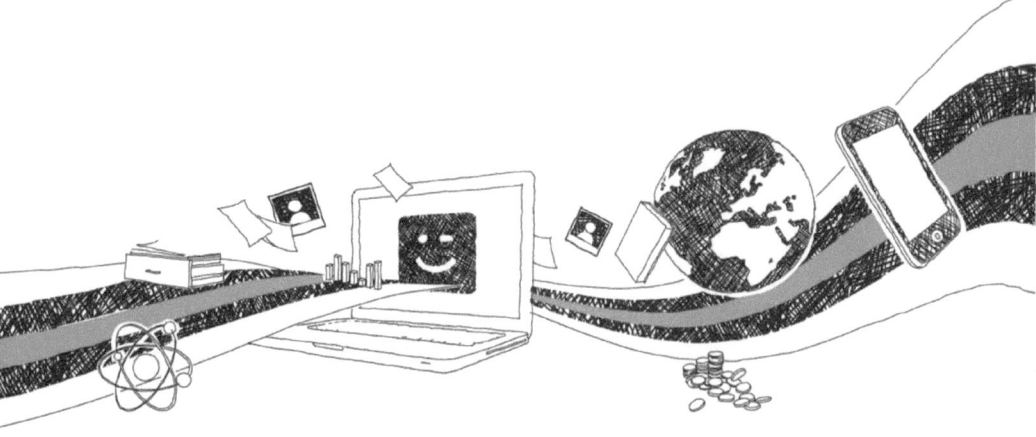

- Wir veröffentlichen Ihre Hausarbeit, Bachelor- und Masterarbeit

- Ihr eigenes eBook und Buch - weltweit in allen wichtigen Shops

- Verdienen Sie an jedem Verkauf

Jetzt bei www.GRIN.com hochladen und kostenlos publizieren